ISBN978-4-86270-162-6

定価(本体**4,600**円+税)
B5判　182頁

- 新たな基準「高齢者糖尿病の血糖コントロール目標」と高齢者の基本的な身体的特徴（フレイルと呼ばれるADLや認知機能の低下状態など）とを踏まえた糖尿病治療薬の薬効群ごとの使い方について，最新知見に基づき詳しく解説。

高齢者における糖尿病治療薬の使い方
―新たなカテゴリー別目標値への適切な対応のために

編集：稲垣暢也（京都大学糖尿病・内分泌・栄養内科教授）

内容目次

- ◆ 1. 高齢者糖尿病の特徴と注意点：基本知識
    1) 高齢者の糖尿病の特徴
    2) フレイル
    3) サルコペニア
    4) 認知機能
    5) ポリファーマシー
    6) 高齢者の低血糖
- ◆ 2. 高齢者糖尿病の新たな管理目標値とその考え方
- ◆ 3. 高齢者糖尿病における経口糖尿病薬の使い方
    1) インスリン分泌促進系
        SU薬
        グリニド薬
        DPP-4阻害薬
    2) インスリン抵抗性改善系
        ビグアナイド薬
        チアゾリジン薬
    3) 糖吸収・排泄調節系
        α-グルコシダーゼ阻害薬
        SGLT2阻害薬
    4) GLP-1受容体作動薬
    5) 高齢者における併用療法
        DPP-4阻害薬＋メトホルミン
        DPP-4阻害薬＋SU薬orグリニド薬
        SGLT2阻害薬を用いた併用
- ◆ 4. 高齢者糖尿病におけるインスリン薬の使い方－課題と対策－
    1) 1型糖尿病
    2) 2型糖尿病
- ◆ 5. 合併症を有する高齢者糖尿病における糖尿病薬治療
    1) 糖尿病腎症
    2) 認知症
- ◆ 6. トピックス
    1) 糖尿病とがん
    2) 糖尿病と認知症
    3) 糖尿病と骨折
    4) 心血管イベントに関する糖尿病治療薬の最新のエビデンス
    5) 「高齢者の安全な薬物療法ガイドライン2015」のインパクト

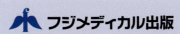

ご注文は，医学書取扱い書店，または直接弊社へお申し込みください。
〒530-0035　大阪市北区同心 2-4-17 サンワビル
TEL. 06-6351-0899　FAX. 06-6242-4480　http://www.fuji-medical.jp/

最新刊

ISBN978-4-86270-168-8

定価（本体**3,200**円+税）
A5判　172頁

- サルコペニアに関する疑問を，30項目のQ&A形式で解説
- 2013年の初版「24のポイント」に6項目を追加しブラッシュアップ
- 高齢者医療・介護に携わる全てのスタッフの方々に，用途に応じて読んでいただける
- 老年医学と栄養治療の最前線で活躍中の執筆陣によるクリアカットな内容

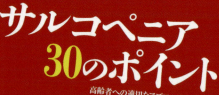

サルコペニア 30のポイント
―高齢者への適切なアプローチをめざして

編集：**関根里恵**（東京大学医学部附属病院 副病態栄養治療部長）
　　　小川純人（東京大学大学院医学系研究科 加齢医学准教授）

内容目次

◆概念・定義・疫学
- Q.1 サルコペニアの定義を教えてください
- Q.2 罹患の実態について教えてください
- Q.3 フレイルの概念、およびサルコペニアとの関連性について教えてください
- Q.4 ロコモティブシンドローム、およびサルコペニアとの関連性について教えてください
- Q.5 生活習慣病とサルコペニアとの関連性について教えてください

◆病態生理
- Q.6 サルコペニア高齢者の特徴は？―遺伝子，性差，環境，生活習慣など
- Q.7 どのような機序で起こるのですか？
- Q.8 サルコペニアの原因にはどのようなものがありますか？
- Q.9 サルコペニアによる機能障害や疾患・合併症にはどのようなものがありますか？
- Q.10 サルコペニアの摂食嚥下障害について教えてください

◆サルコペニアの診断
- Q.11 サルコペニアの診断基準はありますか？
- Q.12 診断のためのバイオマーカーについて教えてください
- Q.13 診断のための臨床症候について教えてください
- Q.14 筋力の基準値について教えてください

◆治療と予防
- Q.15 治療法にはどのようなものがありますか？
- Q.16 栄養管理ではどのようなことに注意すればよいでしょうか？
- Q.17 高齢者の調理の工夫は？
- Q.18 運動による治療と予防効果について教えてください
- Q.19 リハビリテーションについて教えてください

◆栄養管理の実際
- Q.20 高齢者の栄養評価法は？
- Q.21 高齢者に必要な栄養素は？
- Q.22 必要な栄養素をとるための工夫は？
- Q.23 低栄養状態な高齢者の管理ポイントは？
- Q.24 介助者（家族）に必要な「高齢者栄養管理の心得10か条」とは？

◆高齢者の状況に応じたアプローチ
- Q.25 在宅療養高齢者の場合に注意すべきポイントは？
- Q.26 摂食・嚥下など障害がある高齢者で注意すべきポイントは？
- Q.27 認知症などの障害がある高齢者で注意すべきポイントは？
- Q.28 とくに長期臥床高齢者の場合に注意すべきポイントは？
- Q.29 高齢者糖尿病の場合に注意すべきポイントは？
- Q.30 担がん患者で注意すべきポイントは？

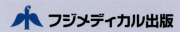
フジメディカル出版

ご注文は、医学書取扱い書店、または直接弊社へお申し込みください。
〒530-0035 大阪市北区同心2-4-17 サンワビル
TEL. 06-6351-0899　FAX. 06-6242-4480　http://www.fuji-medical.jp/

CONTENTS

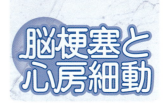

2018 Vol.5 No.2
16

FEATURE

心房細動を有する脳卒中患者のリハビリテーション

1. 運動障害のリハビリテーション
   ……………………………………………………………………………… 角田 亘　41

2. 摂食嚥下・言語機能のリハビリテーション
   ……………………………………………………… 小林 健太郎・安保 雅博　46

COLUMN

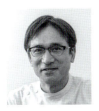

●専門医に訊く
診療のキーポイント
里見 和浩氏　36

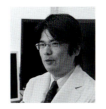

●日本脳卒中協会 大分県支部長に聞く
**日本脳卒中協会
大分県支部の活動について**
湧川 佳幸氏　51

連載：患者・家族の声

突然片方の手が動きにくい，何か変だぞ，すぐ受診
岩石 隆光　54

本誌に記載している内容は，最新のエビデンスや情報に基づき，著者，監修者ならびに出版社がそれぞれ慎重な検討・推敲を行い作成されたものです。しかし，その著述内容は読者の個別の医療行為の場面において最善のものであることを保証するものではなく，著述内容の鵜呑みによって生じた不測の事故等に対して，著者，監修者，発行者，出版社は，その責を負いかねます。また，本誌記事に記載の医薬品や機器等の使用に際しては，必ず最新の添付文書や取扱説明書を確認してください。

日本脳卒中協会／フジメディカル出版

第16回 専門医に訊く 診療のキーポイント

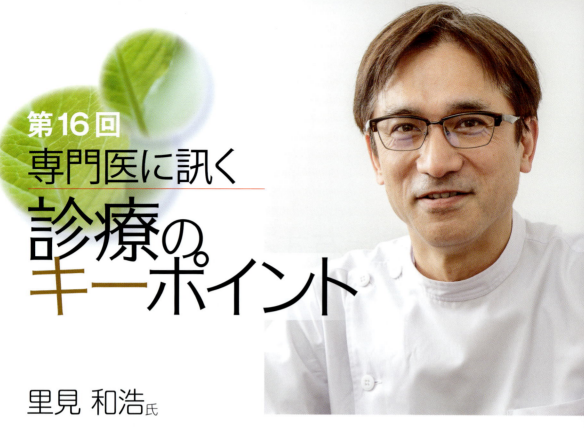

里見 和浩 氏
東京医科大学循環器内科准教授
不整脈センター　センター長

国立循環器病センター（当時）でレジデントとして不整脈の診療や研究に従事した2000年代前半は，カテーテルアブレーションが心房細動の治療を大きく変えようとしていた時期と重なる。その後，最先端のカテーテルアブレーションを学ぶため2年間ドイツに留学，帰国後は心房細動カテーテル治療の標準化に力を注ぐ。これまでの経験を振り返りつつ，診療のキーポイントについてお話を伺った。

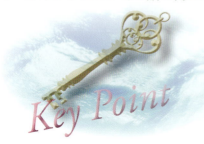

不整脈診療のパラダイムが変わった修練医時代

――先生が循環器内科，なかでも不整脈を専門にされた理由は何ですか。

里見　医学部を卒業し，一般病院で初期研修を終えた後，循環器内科をもっと勉強したいと思っていたら，指導医の先生から国立循環器病センター（当時，以下は国循と略）に行くことを薦められました。幸いにも心臓内科のレジデントとして採用され，最初に回ったのが不整脈グループ。診療や研究に非常にアクティブに取り組んでいたことに刺激を受け，不整脈を専門とするようになりました。

当時，カテーテルアブレーションは，先端的な一部の施設でのみ行われており，国循は

その一つでした。不整脈グループには，部長の鎌倉史郎先生，栗田隆志先生（現 近畿大医学部循環器内科教授），清水渉先生（現 日本医科大学循環器内科教授）など"指導熱心"な先生が多く，夜の7時頃から10時，11時まで，患者さん一人ひとりのカテーテル検査のデータを解析し，詳しく教えていただきました。新しいことを学ぶのがとにかく楽しくて仕方がありませんでした。

　3年間のレジデントを終え，大学に1年間戻った後，専門修練医として再び国循に戻った2000年頃は，不整脈診療のパラダイムシフトが起こった時期といえます。Haïssaguerreらの報告（N Engl J Med. 1998; 339: 659-66.）以後，心房細動へのカテーテルアブレーションの基本的な手技として肺静脈隔離術が確立し，不整脈の原因として患者数の多い心房細動が"治せる病気"になったのです。カテーテルアブレーションが本格的に導入される時期に勉強できたことは，私にとって幸運でした。

　ちょうどその頃，今日では一般的に使われている三次元マッピングシステムが日本に導入されました。これを用いて，不整脈が起こっている位置を特定することが容易になったのです。また，植え込み型除細動器（ICD），心臓再同期療法（CRT）といった新しいデバイスが次々に登場しました。

　カテーテルアブレーションの難しいところでもありおもしろいところは，不整脈が起こるメカニズムを理論的に推測した上で，それに応じた治療を行うと，実際に治る，結果が出るという点です。それ以前は，不整脈の診断はできても，治療手段が薬物しかなく，完治は難しかった。それが，カテーテルアブレーションにより治せるようになりました。

　不整脈は症状がしばしば激しく，しかもそれがいつ訪れるかわかりませんから，患者さんの不安感が大きく，精神的に追い込まれてしまう患者さんも少なくありません。それが，カテーテルアブレーションをするとウソのように治ってしまいます。多くの患者さんに感謝されました。「自分の人生を変えてくれた！」とまでおっしゃる患者さんもいて，そんなときは本当にうれしく，治療ができて良かったなと思います。

最先端の治療技術を学びにドイツへ留学

――カテーテルアブレーションを行った患者さんで，とくに印象に残る方はいらっしゃいますか。

里見　うまくいった患者さんより，うまくいかなかった患者さんのほうが印象に残っていますね。その方は重症の心室性不整脈で，ICDが入っているので救命はできるのですが，発作が繰り返し起きるので退院できない状態でした。カテーテルアブレーションを行ったもののうまくいかず，外科手術を行ったのですが，そのためかえって心機能が低下し，最終的には心移植に至りました。自分の力が足りなかったと痛感した症例でした。幸いその方は，現在も元気で過ごされていると聞いています。

　そんな経験もあり，自分の限界を超えるためには新しいことを勉強する必要があると感じました。そこで2005年に，カテーテルア

診療のキーポイント

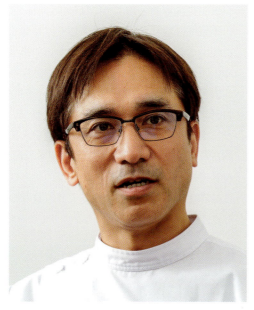

里見 和浩 (さとみ かずひろ)

- 1994年山梨医科大学医学部卒業，1996年国立循環器病センターレジデント，2000年国循専門修練医，2005〜2007年ドイツ・ハンブルグ St. Georg 病院に留学，2007年国立循環器病研究センター医員，2009年同医長，2013年より現職．
- 若手医師を指導する際は，まず自分で考えさせることを心がけている．「臨床医には一瞬の判断が求められる．情報を集めた上で，自分の頭で分析して判断することが大切．私が最初から指示することはなく，若手が悩んだり迷ったりしたら，その時点でアドバイスをします」．

ブレーションの診療や研究で世界のトップを走っていたドイツ・ハンブルグの St. Georg 病院に留学しました．留学のきっかけとなったのは，教授の Karl-Heiz Kuck 先生が来日して学会で講演された折，栗田先生が座長を務めた関係で，直接お話しする機会を得たことです．その場で Kuck 先生に「留学させてください！」と直訴し，ドイツ行きが実現しました．

ドイツでは当時すでに，心房細動に対するカテーテルアブレーションが，理論的にも技術的にも確立されていました．正直なところ，現在でも私は10年前とほとんど同じ方法で心房細動の治療をしています．

2年間の留学を終えて帰国した後は，国循のスタッフとしてドイツで学んだ技術を若い医師に伝え，日本でもどんどんできるようになっていきました．ただし，体が頑丈なドイツ人と比べると，日本の患者さんは体格も小さいし，心臓も小さいので，無理をするとトラブルを起こしてしまうおそれがあります．そこは注意しなければいけません．

カテーテルアブレーションの標準化が次の課題

――現在の不整脈診療におけるカテーテルアブレーション治療の位置づけについて，どのようにお考えですか．

里見 この10年間で，カテーテルアブレーションは広がっていき，実施数がずいぶん増えました．それ以前は，薬が効かず，他に治療手段がないという段階になって初めてカテーテルアブレーションを考慮する，という考え方でしたが，現在では，最初に行う治療の選択肢の一つとなりました．やはり早期に治療するほうが成績もよいので，薬物治療を長引かせるよりは早めにカテーテルアブレーションを行って治そう，というように意識が変わってきたと思います．さらに，発作性心房細動だけでなく，慢性化して治療が難しい持続性心房細動に対してもカテーテルアブレーショ

診療のキーポイント

ンが行われるようになり，世界中から治療成績が報告されています。

心房細動の患者さんには高齢者が多く，今後も増えることが見込まれます。高齢者にカテーテルアブレーションのような侵襲性の高い治療ができるのか，と危惧する人がいるかもしれません。しかし，高齢者における不整脈薬剤治療では，副作用が前面に出ることも多く，慎重な観察が必要です。抗凝固薬には出血の懸念がありますし，抗不整脈薬にも副作用があり，注意して使う必要があります。80歳代の患者さんにカテーテルアブレーションを行い，合併症を増やすことなく，若い年代と同等の治療成績をあげられるということが，経験豊富な施設から報告されています。実際，80歳代の患者さんにカテーテルアブレーションを行うのは，現在では決して珍しくありません。

とはいえ，心房細動治療にはカテーテルアブレーションが第一選択というには，データがまだ不足しています。たとえば健診で見つかった不整脈のような，自覚症状がほとんどない患者さんに対して，カテーテルアブレーションを積極的に勧めるには，相応のエビデンスが必要です。生命予後を改善するとか，脳梗塞を減らすといった明確なアウトカムの改善を，実証的にデータで示す必要があります。

現時点で必要なのは治療の標準化，すなわち，ひとにぎりの先進的な施設，卓越した医師だけがカテーテルアブレーションを行えるというのではなく，全国津々浦々の施設で安全に実施でき，かつ，一定の治療成績をあげられるようになることだと考えています。カテーテルアブレーションについて書籍（『こ

うすればうまくいく心房細動アブレーション50の秘訣』中外医学社，2014年）を著したのも，標準化に役立てばという思いからです。

私としては，カテーテルアブレーションが多ければ多いほどよい，とは考えていません。DOAC（直接経口抗凝固薬）の登場により，心房細動の薬物治療に対する医師の心理的ハードルが下がったのは事実だと思いますし，それにより救われる患者さんも確実に増えました。重要なのは，カテーテルアブレーションであれ薬剤であれ，診療ガイドラインに書いてあるから，というような安易な選択ではなく，個々の患者さんにとって最も適した治療法を選択する，その判断ができるということだと思います。

――今後，どのような研究に取り組んでいくご予定ですか。

里見　東京医科大学に赴任したのが2013年で，新宿の本院での勤務は丸2年になります。この2年間は，診療の体制づくりに専念しました。今後は，自分たちの施設だけで治療経験を重ねるだけではなく，多施設での共同研究や症例登録（レジストリ）を進めていくことが必要だと考えています。もちろん，この病院の若い医師たちに自分の経験や技術を伝えるのは重要ですし，当然やっていきますが，全国にすばらしい先生がたくさんおられるのですから，共同で研究を進めたい。そのなかから，カテーテルアブレーションを推奨できるだけのデータが生まれてくるでしょう。

2017年に，日本不整脈心電学会主導で，カテーテルアブレーションを行った症例の全

診療のキーポイント

例登録（J-AB）が始まりました。これにより，日本におけるカテーテルアブレーションの現状（施設数，術者数，疾患分類，合併症割合等）を把握することが可能になります。また，カテーテルアブレーションがどんな患者さんに有効で，どんな患者さんにはリスクがあるの

かが，明らかになってくると期待しています。

カテーテルアブレーションの領域でもここ数年，中国，台湾，韓国といったアジアの国々が台頭していて，日本は追いつかれてきています。今後，レジストリ研究を通じ，日本発のエビデンスを発信していきたいと思います。

Key Points

- 医師として修練を積む時期に，カテーテルアブレーションを学んだ。
- ドイツで最先端のカテーテルアブレーションを学び，帰国後は若手医師に伝えた。
- 今後は症例登録を進め，カテーテルアブレーションに関する多施設共同研究を進めたい。

FEATURE

心房細動を有する脳卒中患者のリハビリテーション

1. 運動障害の リハビリテーション

角田 亘

国際医療福祉大学医学部 リハビリテーション医学講座

はじめに

　脳卒中患者にみられる運動障害は，錐体路障害による片麻痺（上下肢両者の麻痺）もしくは単麻痺（上下肢いずれかの麻痺）であることがほとんどであり，これらの麻痺に痙縮が併存することもある。実際のリハビリテーション（以下，リハ）の臨床場面では，運動障害に対するリハは，理学療法もしくは作業療法として提供される。本稿では，脳卒中を原因として生じる歩行障害，上肢麻痺，痙縮のそれぞれに対するリハの概略を述べる。

歩行障害の リハビリテーション

1）発症後早期

　急性期脳卒中の場合，顕著な意識障害や神経症状の増悪がなければ，可能な限り早期から離床をはかり，立位歩行訓練を行うの

がよい。比較的麻痺が重度で下肢の随意運動が十分に行えない患者や下肢の支持性が低下している患者に対しても，長下肢装具（以下，KAFO）を用いることで積極的に歩行訓練を進めるのがよい（図1a）。KAFOを使用してまでも立位歩行といった抗重力下の環境を与えることで，随意的運動では得られにくい下肢筋活動が得られ，結果的に歩行能力の改善が促進されるものと考えられている。

2）回復期以後

　回復期リハ病棟に入院した後には，より積極的に歩行訓練を進める。平行棒内での歩行訓練から始めて，次いで歩行器歩行訓練，杖歩行訓練（四点杖からT字杖へ）などと進めていく。平地歩行が安定した場合には，バランス訓練や階段昇降訓練も行う。

　立位保持が可能となり麻痺足の振り出しも行えるようになったものの，尖足（下垂足）が残存している場合には，短下肢装具（以下，AFO）の良い適応となる（図1b）。AFOを用いることで，内反尖足変形が効果的に矯正・予防される。それのみならず，

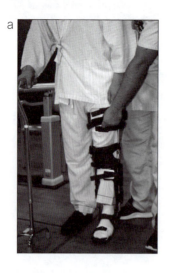 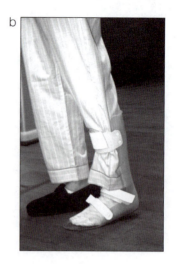

図1 歩行障害に対して用いる下肢装具
(a：長下肢装具，b：短下肢装具)

AFOで足関節の背屈・底屈を制動・制限することで，膝折れや反張膝などの制御を行うこともできる。本邦の場合，およその目安として，回復期リハ病棟入院後1カ月間以内にAFOを作製するのがよい。

脳卒中後の下垂足に対する新たなリハとして，機能的電気刺激（functional electrical stimulation: FES）がある。これは，歩行周期に合わせて総腓骨神経を電気刺激し，これによって前脛骨筋を収縮させて足関節を背屈させるというものである。

3）ロボット・リハビリテーション

近年になり，歩行訓練としてのロボット・リハが，一部の施設で行われている。これは，股関節もしくは膝関節の運動を，体外から機械的に支持することで歩行訓練の効率を高めようとするものである。つまりは，ロボット・リハを導入することで，患者にとって最適な介助量（介助量が必要最小限の時に，運動学習の効果は最大になる）を，正確に繰り返し与えることが可能となる。

海外では，Hocoma社によるLOKOMAT®が知られているが，本邦では，CYBERDYNE社によるHAL®（Hybrid Assistive Limb）やトヨタ自動車によるGEAR（Gait Exercise Assist Robot）が注目されている。

上肢麻痺のリハビリテーション

脳卒中後上肢麻痺は，近位部（肩関節，肘関節）から遠位部（手関節，手指関節）へと回復が進むことが一般的である。よって，より粗大な上肢運動の訓練から開始して，徐々により巧緻な動作（より遠位部が関与する動作）を訓練するのがよい。ADL訓練の一環として，より特化した上肢運動訓練を行うこともある。上肢麻痺に対する新たなリハとして，constraint-induced movement therapy（CI療法）と反復性経頭蓋磁気刺激（repetitive transcranial magnetic stimulation: rTMS）がある。

CI療法は，健側上肢をスリングなどで拘

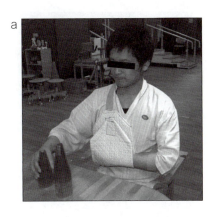 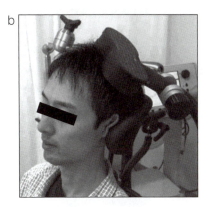

図2 上肢麻痺に対する新たなリハビリテーション訓練
(a：CI療法，b：TMS治療)

束したうえで，麻痺側上肢を強制的に長時間使用させる訓練である（図2a）。原則的には，起床時間の90％以上において健側上肢を拘束し，いわゆるshaping項目を課題とした麻痺手の訓練を毎日6時間連日で行う。

rTMSは，10ヘルツ以上の高頻度rTMSが刺激部位の神経活動性を高めるのに対して，1ヘルツ以下の低頻度rTMSはそれを抑制する（図2b）。脳卒中後上肢麻痺に対しては，病側大脳を賦活するために，健側大脳への低頻度rTMS（健側大脳から病側大脳にいたる半球間抑制を減弱させることで病側大脳を脱抑制して賦活する）もしくは病側大脳への高頻度rTMSを適用したうえで，上肢運動訓練を集中的に併用する。

上肢麻痺が利き手側に生じており，その麻痺の程度が重度である場合には，"利き手交換"として非利き手で日常生活動作を行えるように訓練を行う。

痙縮のリハビリテーション

痙縮とは，上位運動ニューロン（大脳，脳幹，脊髄）の障害によって，麻痺肢の筋緊張が病的に高まることを指す。痙縮は，脳卒中の発症後3週間から6カ月を経過してから顕著になる。片麻痺を呈する脳卒中患者の場合，上肢の屈筋群と下肢の伸筋群に痙縮がみられる（いわゆるWernicke-Mann肢位をとる）ことが多い（図3a）。痙縮に対するリハとしては，以前からストレッチング，ホットパックなどによる温熱療法，フェノールによるモーターポイントブロックなどが行われてきた。しかしながら，新たにA型ボツリヌス毒素（BTXA）療法，髄腔内バクロフェン（ITB）療法が広まりつつある。

BTXA療法は，筋弛緩作用をもつBTXAを痙縮筋に直接注射する治療法であり，その治療効果はおよそ3カ月間持続する。BTXAは，上肢の屈筋群である上腕二頭筋，浅・深指屈筋，橈骨・尺骨手根屈筋や，下肢の伸筋群である下腿三頭筋（腓腹筋，ヒラメ筋）などに投与される（図3b,c）。

ITB療法は，体内に埋め込んだポンプから持続的に髄腔内に，GABAの誘導体であるバクロフェンを投与する治療法である。

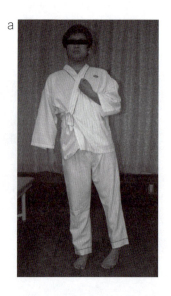
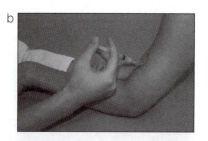
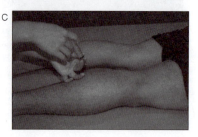

図3 Wernicke-Mann肢位とA型ボツリヌス毒素の注射
(a：Wernicke-Mann肢位，b：上腕二頭筋への注射，c：下腿三頭筋への注射)

ITB療法を行うことで，比較的体積の大きな下肢の筋肉であっても十分な筋弛緩作用が得られる。

心房細動を有する患者に対する注意点

心房細動がある場合，歩行訓練などの運動負荷によって心拍数が高まり，息切れや胸部不快感などの心不全症状が出現することがある。よって，訓練開始に先立って，薬物療法で十分に心拍数を調節しておくことが望ましい。とくにリハ訓練における負荷量を増した際などにおいては，心拍数をモニターしながら訓練を進めるのがよい。

おわりに

脳卒中後片麻痺のリハでは，いわゆるuse-dependent plasticityとして大脳の機能代償を促し，廃用性の筋力低下・筋萎縮を予防することが重要である。そのためには，適切なリハを発症後より早期から行っていくべきである。

●参考文献

1) 脳血管障害・頭部外傷．久保俊一総編集．リハビリテーション医学・医療コアテキスト，医学書院，2018, pp91-113
2) 主な障害・問題点に対するリハビリテーション．日本脳卒中学会脳卒中ガイドライン委員会編集．脳卒中治療ガイドライン2015, 協和企画, 2015, pp286-318.

Profile

角田 亘 (Wataru Kakuda)

国際医療福祉大学医学部リハビリテーション医学講座主任教授
1991年東京慈恵会医科大学卒業。国立循環器病センター内科脳血管部門、スタンフォード大学神経内科脳卒中センターを経て、2006年東京慈恵会医科大学リハビリテーション医学講座。2017年4月より現職。日本リハビリテーション医学会特任理事・専門医・指導医、日本神経学会専門医・指導医、日本脳卒中学会専門医。専門は、脳卒中および神経筋疾患のリハビリテーション。

最新刊

サルコペニア 30のポイント
―高齢者への適切なアプローチをめざして

編集:関根里恵／小川純人
定価(本体3,200円+税) A5判・172頁 ISBN978-4-86270-168-8

- サルコペニアに関する疑問を、30項目に絞ったQ&A形式で解説
- 老年医学と栄養治療の最前線で活躍中の執筆陣によるクリアカットな内容

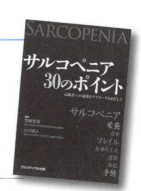

フジメディカル出版
〒530-0035 大阪市北区同心2-4-17 サンワビル
TEL. 06-6351-0899 FAX. 06-6242-4480 http://www.fuji-medical.jp/

FEATURE

心房細動を有する脳卒中患者のリハビリテーション

2. 摂食嚥下・言語機能の リハビリテーション

小林 健太郎 [1,2]　　安保 雅博 [2]

[1] 国家公務員共済組合連合会九段坂病院 リハビリテーション科
[2] 東京慈恵会医科大学 リハビリテーション医学講座

はじめに

　脳卒中は頭蓋内出血と脳梗塞に分類され，さらに脳梗塞はラクナ梗塞，アテローム血栓性梗塞，心原性脳塞栓症に分けられる。心原性脳塞栓症はいったん発症すると重度の機能障害を残しやすく[1]，その評価とリハビリテーションが重要となる。脳卒中の機能障害には意識障害や運動麻痺，感覚障害，摂食嚥下障害，失語症，ディサースリア dysarthria などが挙げられる。摂食嚥下障害は急性期脳卒中患者の70％程度，失語症は30％程度に認められるとされており，診療する頻度が高い。また言語障害は「舌が回らない」，「言っていることがおかしい」などの訴えが多く，失語症とディサースリアの鑑別が必要となってくる。本稿では摂食嚥下障害と失語症，ディサースリアの評価およびリハビリテーションを概説する。

摂食嚥下障害の評価とリハビリテーション

　摂食嚥下障害とは「外部から水分や食物を口に取り込み，咽頭と食道を経て胃へ送り込む運動の障害」である。ベッドサイドの評価はJCS2桁以上の意識障害がないこと，口腔内汚染がないこと，発熱など全身状態が不安定でないことを前提として進める。スクリーニングテストには反復唾液嚥下テストや改訂版水飲みテスト（modified water swallowing test: MWST），フードテスト，咳テストなどが用いられている。とくにMWSTは本邦で最も頻用されており，冷水3mLをシリンジで口腔底に注ぎ嚥下を指示して，嚥下反射やむせ，呼吸変化の有無から嚥下機能を評価する方法である[2]。また，筆者らはクエン酸の酸刺激によりむせを誘発させるクエン酸溶液飲みテスト（Critic-Acid-Solution Swallowing Test: CST）を考案し，MWSTよりも不顕性誤嚥の検出力が高かったと報告した[3]。より

客観的な検査には，嚥下造影と嚥下内視鏡検査がある。嚥下造影では硫酸バリウム懸濁液を使用して，透視をしながら嚥下動態や誤嚥の有無を評価することができる。嚥下内視鏡検査では軟性喉頭内視鏡を用いて，咽頭部の嚥下動態や誤嚥の有無を評価することができる。これらの検査は有用であるが，決して万能ではない。嚥下造影であれば透視室で行い，嚥下内視鏡検査であれば内視鏡を経鼻挿入された状態での評価であるため，日常の摂食場面とは環境が異なっていること，耐久性を評価することはできないことには留意しなければならない。

摂食機能療法は，食物を用いずに障害された摂食・嚥下器官へアプローチする間接嚥下訓練と，実際に食物を用いて摂食を行う直接嚥下訓練に分けられる。間接嚥下訓練は，医療者側が主導で行う「他動間接嚥下訓練」と患者側が主となって行う「自動間接嚥下訓練」に分けられ[4]，嚥下障害患者に対する最初のアプローチとなる。他動間接嚥下訓練には，嚥下関連器官のマッサージやのどのアイスマッサージなどが挙げられる。自動間接嚥下訓練には，嚥下体操や頭部挙上訓練などが挙げられる。直接嚥下訓練では，姿勢，食形態，代償方法の選択が必要である。姿勢は口腔内移送や保持の能力に合わせてリクライニングの角度を調節する。食形態は食塊形成や嚥下反射惹起，咽頭収縮力を考慮して決定する。具体的な食形態の内容は，日本摂食嚥下リハビリテーション学会の分類を参考にするとよい[5]。代償方法には一口量制限，交互嚥下，複数回嚥下，息こらえ嚥下，横向き嚥下などを検討する。近年では，摂食嚥下障害に対する電気刺激療法の適用が報告されている。舌骨上筋群の筋力増強や嚥下運動の促通などが効果として挙げられているが，

嚥下障害の正確な評価に基づいたプロトコールのさらなる検討が必要である。

失語症の評価とリハビリテーション

失語症とは「大脳損傷によって生じる後天的な言語機能障害」と定義され，「聴く」「話す」「読む」「書く」のモダリティ（言語様式）全てに影響が及ぶとされている。ベッドサイドでの評価においては4つのモダリティをおおまかにとらえることが必要である。その際，失語症のタイプ診断について，Boston学派の古典的分類を参考にすることは有用だろう（表1）。Lichtheim-Wernickeの失語症理論を基にした古典的分類は，流暢性，復唱，聴覚的理解の3つの症状の組み合わせから8種の失語型に分類している。流暢性は発話速度やプロソディ(韻律)，構音，句の長さ，努力性発話，発話の切迫，内容，錯語で判定されている。臨床的には「発話量」と「句の長さ」に着目することが流暢性の判別には有用である。復唱や聴理解については単語や短文を用いて行うとよい。総合的な評価バッテリーとして，標準失語症検査（Standard Language Test of Aphasia：

表1● 古典的失語症分類

流暢性	復唱	聴理解	失語症分類
流暢	可	良好	健忘失語
		不良	超皮質性感覚失語
	不可	良好	伝導性失語
		不良	ウェルニケ失語
非流暢	可	良好	超皮質性運動失語
		不良	超皮質性混合失語
	不可	良好	ブローカ失語
		不良	全失語

SLTA），日本語版 Western Aphasia Battery（WAB）失語症検査，D.D.200老研版 失語症鑑別診断検査，Sophia Analysis of Language in Aphasia（SALA）失語症検査が用いられている。とくにSLTAは本邦においてもっとも多く用いられている代表的な失語症評価であり，「聴く」「話す」「読む」「書く」のモダリティと「計算」の5種の検査領域，およびその下位検査が計26種類で構成されている[6]。検査刺激には検査領域間で同じ項目が用いられており，モダリティ間の比較が可能である。結果のプロフィールには非失語症群150例の平均と-1SDが実線と破線で記入されている。

　言語能力にアプローチするリハビリテーションについて，刺激法は，患者の訓練意欲が高い言語領域を対象に，訓練意欲が高い材料を用いて，言語システムを刺激することによって再統合を即通する訓練法である。「強力な聴覚刺激の使用」「適切な言語刺激の使用」「感覚刺激の反復使用」「反応を生起させる刺激の使用」「強制や矯正を受けない反応の生起」「最大限の反応の生起」といったSchuellの治療原則がある。遮断除去法は，ほぼ能力が残存する言語様式を「前刺激」として利用し，課題の前に与えておくと，能力低下が認められるモダリティの回路の遮断を除去してその語の使用が可能となり正反応が生じたという結果に基づいている。機能再編成法は，言語の獲得過程ではまったく利用しなかった言語システム以外の外的手段を用いる手法である。コミュニケーション能力へアプローチする promoting aphasic's communicative effectiveness（PACE）には，「新しい情報の交換」「会話における対等な役割」「コミュニケーション手段の自由な選択」「情報伝達の成功度に基づいたフィードバック」といった治療原則がある。

近年では，反復性経頭蓋磁気刺激（repetitive transcranial magnetic stimulation: rTMS）と集中的言語聴覚療法の併用が報告されている。rTMSを施行するにあたって，失語症のタイプを加味し，非流暢性優位の場合は下前頭回，流暢性優位の場合は上側頭回と刺激部位を検討しているだけでなく，復唱課題を用いた脳機能画像の結果から，言語機能の改善に優位に働いている部位を同定して，左右大脳半球を選択している。さらに集中的言語聴覚療法を併用することで，言語症状の改善を促進させるという方法で，SLTAやWAB失語症検査のスコアに改善を認めたと報告されている[7]。

ディサースリアの評価とリハビリテーション

　ディサースリアとは，「中枢から末梢に至る神経・筋系病変に起因する運動機能障害によって生じるスピーチ生成のプロセス障害」と定義されている。スピーチは呼吸⇒発声⇒共鳴，調音/構音という過程によって生成される。狭義の構音障害とは，スピーチ生成の最終プロセスである調音/構音の障害であるが，本稿ではスピーチ生成の全過程における障害としてディサースリアを用いる。ベッドサイドの評価では，短時間に呼吸⇒発声⇒共鳴，調音/構音という過程をおおまかにとらえることが必要である。例として，筆者が臨床においてベッドサイドで行っている診察項目を表2に示す。痙性構音障害は，声の質ががらがら声やかすれ声，のどに力が入って絞り出すような声になることが多く，構音は舌音の障害が目立ち，抑揚に乏しく単調でゆっくり間延びした話し方になる。運動低下性構音障害では，構音が単調となり抑揚がなく小声にな

表2 ● ディサースリアdysarthriaのスクリーニング評価の例

プロセス	診察内容
呼吸	最大吸気後, できるだけ長くそっと/s/の構えで呼出を持続させた時間
発声	最大吸気後, できるだけ長く/a/の発声を持続させた時間
共鳴	/a/ の発声を持続させ, 軟口蓋挙上の程度
	/i/や/s/の持続発声時の呼気鼻漏出の有無
調音/構音	母音や両唇音/p/や歯茎音/t/, 軟口蓋音/k/を発話させる
	口唇, 頬, 舌の運動範囲
全体	声質の変化と発話の速さ, 発話明瞭度

ることが多い。弛緩性構音障害では, 構音に関わる筋の麻痺や萎縮によって口唇音や舌音, 歯音, 喉頭音などに障害が認められる。失調性構音障害では, 発声の強弱が混じり合ったり, 爆発的になったり, 構音の誤りが不規則に起こる断綴性発語や爆発性発語が認められる。発声は全体的に緩除となり, 切れたり消失したり, 速さの変動が起きる。総合的な評価バッテリーとして, 標準ディサースリア検査（Assessment of Motor Speech for Dysarthria: AMSD）や運動障害性（麻痺性）構音障害の検査法-第1次案が用いられている。

リハビリテーションは, 呼気調整へのアプローチとして腹式呼吸指導や呼吸介助法を指導する。発声へのアプローチには, プッシング・プリング訓練やリラクゼーションを行う。共鳴へのアプローチでは, ブローイング訓練を施行する。構音へのアプローチには, まず各構音器官の粗大運動訓練と

して, 口唇の開閉, 下顎の拳上, 舌の上下左右前後運動を保持も含めて行う。次に構音動作を獲得するために, 母音や子音における構音器官の開始位置保持や動きの訓練を行う。構音は構音位置だけでなく, 構音構造と有声・無声によっても分類されているため, 各々への訓練が必要となる。最後に音の生成を目的として, 単音節から無意味音節, 有意味音節, 文へ訓練をプロソディにも注意して進めていく。

おわりに

摂食嚥下障害や言語障害は脳卒中患者に併発する頻度が高く, 障害を評価してリハビリテーションの必要性を認識できなければならない。機能障害に対して, 急性期からの積極的なリハビリテーション介入が機能予後を改善させると考えられる。

●参考文献

1) 奥村謙ほか: 心原性脳梗塞の疫学と重症度. 心電図 31: 292-296, 2011
2) 才藤栄一ほか: 平成11年度長寿科学総合研究事業報告書 2000, pp1-17
3) Kobayashi K et al: A Citric-Acid-Solution Swallowing Test is Useful as a Screening Test for Aspiration at Bedside and for the Early Detection of Swallowing Dysfunction. J Clin Trials 5: 245, 2015
4) 小林健太郎ほか: 口腔ケアだけではない間接的嚥下訓練. BRAIN 2: 743-749, 2012

FEATURE 心房細動を有する脳卒中患者のリハビリテーションテーション

5）日本摂食・嚥下リハビリテーション学会医療検討委員会：日本摂食・嚥下リハビリテーション学会嚥下調整食分類 2013. 日摂食嚥下リハ会誌 17: 255-267, 2013

6）日本高次脳機能障害学会（編）：標準失語症検査. 新興医学出版社, 東京, 1974

7）Abo M et al: Effectiveness of Low-Frequency rTMS and Intensive Speech Therapy in Poststroke Patients with Aphasia: A Pilot Study Based on Evaluation by fMRI in Relation to Type of Aphasia. Eur Neurol 68: 199-208, 2012

Profile

小林 健太郎 (Kentaro Kobayashi)

国家公務員共済組合連合会九段坂病院 リハビリテーション科部長
2002 年に東京慈恵会医科大学を卒業。東京都立大塚病院, 農協共済中伊豆リハビリテーションセンターで回復期リハビリテーションを学び, 東京都立墨東病院で急性期リハビリテーションの研鑽を積む。2015年から現職。日本リハビリテーション医学会リハビリテーション科専門医・指導医。東京摂食嚥下研究会代表幹事。

日本脳卒中協会 大分県支部長に聞く

日本脳卒中協会 大分県支部の活動について

湧川 佳幸 氏
永冨脳神経外科病院 病院長

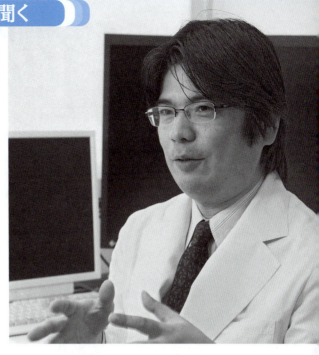

▶過去10年間で高齢化率が 5ポイント増

　大分県は，中部（大分市，由布市など），東部（別府市など），北部（中津市など），西部（日田市など），南部（佐伯市），豊肥（竹田市など）の6つの医療圏から成る。なかでも県の南半分にあたる南部および豊肥医療圏は，面積は広いが，人口減少と高齢化が進み，脳卒中診療の対応可能な医療機関も少ないため，脳卒中急性期医療を必要とする患者は，車で大分市内の病院に搬送されるか，ドクターヘリで由布市にある大分大学病院に搬送されることが多い。

　3年前に国立病院機構九州医療センター（福岡市）から大分市内の中心部にある永冨脳神経外科病院に病院長として赴任した湧川氏は，「大分市に来て感じたのは，県立病院などの公立・公的病院に加え，民間病院が脳卒中診療を積極的に担っている点。市内では，7施設が中心となって脳卒中急性期診療を頑張っています。ですが，血管内治療を行う脳血管内治療専門医はまだ少なく，主力となる若手の脳卒中診療医の数も十分とは言えません」と現状を説明する。

　脳血管疾患の死亡率（人口10万人対）は，全国平均が87.4であるのに対し，大分県は106.3（平成28年人口動態統計）と，九州では鹿児島，宮崎に次いで3番目に高い。その大きな要因は人口の高齢化だ。大分県の高齢化率（65歳以上人口の割合）は，2007年時点ですでに25.3％だったが，2016年はさらに増えて31.2％。10年間で5ポイント以上，実数にして5万人以上も増えた。湧川氏は「特に豊肥医療圏は住民の高齢化が進んでおり，高齢者のみの世帯や，高齢者の一人暮らし世帯が増えています。脳卒中の発見が遅れたり，退院後に自宅で介護を担う人がいなかったりという問題が懸念されます」と話す。

▶県が「健康寿命日本一」 掲げる

　高齢化が進む大分県は，対策面でも進んでいる。健康寿命日本一を県の目標に掲げ，2017年3月に「健康寿命日本一おおいた県民運動推進条例」が施行された。"生涯健康県"の実現をめざして，さまざまな取り組みが進行中だ。

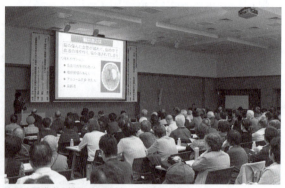
市民公開講座の様子（2017年11月5日開催）

　その一つが、県内在住・在勤者向けのスマートフォンのアプリ「おおいた歩得（あるとく）」だ。歩数をカウントし、100歩を1ポイントとしてポイントを貯めるアプリで、一定数のポイントが貯まれば県内の協賛店舗で商品やサービスに使える仕組み。車社会のため運動不足になりがちな県民に対し、楽しみながらウォーキングをするきっかけを提供する。また、運動する習慣を支援したり、食生活を改善したりする活動を行っている企業や団体を「健康寿命日本一おうえん企業」として募集、県のホームページで紹介している。

　こうした県の取り組みに呼応する形で、大分県支部では、日本脳卒中協会専務理事の中山博文氏、同理事の川勝弘之氏の協力で、2017年11月5日に「大分健康寿命日本一を目指した脳卒中予防」をテーマに市民公開講座を開催した。湧川氏は川勝氏とともに県福祉保健部健康づくり支援課を訪れ、大分県および大分市の後援を得ることに成功、さらに、大分合同新聞に市民公開講座を紹介する記事が掲載されたこともあって、約230人もの県民が参加した。中山氏が講演で、脳卒中・循環器病対策基本法について触れたところ、参加者の多くが法の制定の必要性を理解し、賛同してくれた。

　この市民公開講座のもようは、ケーブルテレビの市民チャンネル（ホルトチャンネル）で11月20～26日の7日間に計14回にわたって繰り返し放送され、会場に来られなかった県民にも講演を届けることができた。

▶オリジナルの劇で脳卒中を啓発

　もともと湧川氏は、脳卒中対策には市民への啓発が重要だという考え方の持ち主。「外来で患者さんと話をしていると、血圧の管理など、医療職にとっては当たり前のようなことでも患者さんが知らないことがあります。脳卒中は普段の生活次第でリスクを減らすことができるのですから、基本的な知識をきちんと伝えることが重要ですし、それをやらなければ、脳卒中は減らないどころか、今後ますます増えてしまいます。脳卒中を起こした患者さんに最善の医療を提供するのは当然として、その前に、まず脳卒中にならないためにどうすればよいか、起こしてしまった人が再発しないためにはどうすればよいか、市民への啓発・教育が必要です」と力を込める。

　その一環として、永冨脳神経外科病院では、患者やその家族を対象に、2週間に1度、脳卒中教室を開いている。医師、薬剤師、理学療法士、栄養士など職員が交代で、脳卒中の予防法や発作時の対応などをわかり

日本脳卒中協会 大分県支部長に聞く◆

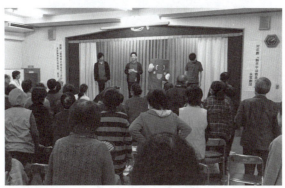

脳卒中教室の一コマ

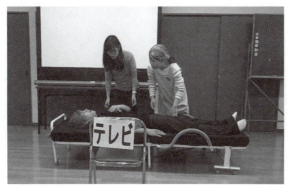

ながとみ劇団のオリジナル劇

やすく解説する。「外来で1回聞いただけでは忘れてしまうようなことも，繰り返し聞くと覚えてもらえます。回復期の患者さんは3カ月間の入院中に何度も参加してくださるので，退院する頃には身に付いています」と湧川氏。

さらに，職員有志が「ながとみ劇団」を結成，脳卒中の症状や救急車の呼び方などをオリジナルの劇にし，求めに応じて年間6～7回ほど，県内各地で出張公演を行っている。これまでに地元の福祉施設や公民館などで公演し，計約2000人が劇を観てくれたという。湧川氏は解説役となることが多いが，「地元のネタを交えながら，噛み砕いたわかりやすい表現でお伝えしますので，楽しみながら脳卒中について知ってもらうことができます」という。上演後に観客の満足そうな表情を見ることが，湧川氏自身を含め，劇団員のモチベーションになっているそうだ。

●湧川 佳幸（わくがわ よしゆき）
- 1997年九州大学医学部卒業。1999年国立循環器病センター内科脳血管部門レジデント。2003年九州大学医学部病態機能内科久山町研究室研究員。2013年国立病院機構九州医療センター脳血管・神経内科医長。2015年より現職。
- 休日は小学生の子どもと一緒にパンやピザの手作りを楽しんでいる。一度始めたら凝るタイプで，生地やトッピングをアレンジするのが得意。
- 沖縄の実家に帰省した折に祖父が使っていた三線（さんしん）を見つけたのがきっかけで，三線を奏でるのが新たな趣味になった。

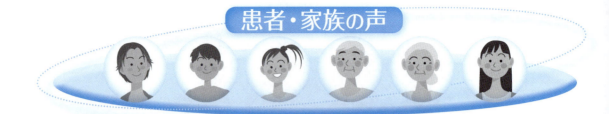

患者・家族の声

突然片方の手が動きにくい，何か変だぞ，すぐ受診

医療ジャーナリスト 岩石 隆光

　今回登場していただくのは，超早期に脳梗塞の診断を受けることができた伊賀太郎さん（75歳，仮名）である。医療は，医療者と患者が織りなすドラマともいえるところがあるが，こと脳梗塞に関して，これほどのハッピーストーリーはないだろう。

　伊賀さんが，身体の異常を察知したのは，3月とはいえまだ肌寒さが残る，俳句の季語でいえば，「冴返る」がぴったりあてはまる早朝だった。シャツに着替えようとしたものの，右手の袖口のボタンを上手く止めることができなかった。初めての出来事だった。

　左手の動きがおかしい。幸い右手は普通に動くので，スマホで検索をすることにした。

　「片手がおかしい」と入力すると，脳梗塞の3つの典型症状の1つであることがわかった。「手のひらを上に向けて両腕を前に伸ばすと，麻痺を起こしている腕は，力が入らないため，手のひらが内側を向いて，下がってくる」との記述があった。確かに左腕が，右腕ほど上がらない。

　他のサイトにも，「突然片方の手が動きにくくなる場合は脳卒中の可能性があります」とある。より早期の診断が重要である脳梗塞を疑わねばならないことを理解した。

脳外科クリニックに駆け込んだ

　自宅から7～8分のところに脳外科のクリニックがあることを，普段の散歩でチェックしていたので，今まで受診をしたことはなかったが，とにかく駆け込んだ。MRIの結果，小さな白質性病変が確認され，総合病院へ緊急入院することとなった。

　入院診療計画書をあらためて見せてもらったが，脳梗塞による左巧緻運動障害で緊急治療が必要な状態とある。血栓溶解療法（t-PA治療）が効力を発揮して，伊賀さんの症状は教科書の記述のように改善していった。ただホルター心電計の検査で，無症候性心房細動が確認された。

　入院から3日間は，両腕を前に出すと，左腕は右腕に比べて下がったままだった。また左手の指は順番に折っていくことができず，食事の時には，少し不自由さを感じたという。しかし4日目に，主治医から99％治っているといわれた。左手のぎこちなさも解消され，1週間で退院することができた。

　実は伊賀さんは，上の血圧が160～170mmHg

患者・家族の声

になったこともあり，半年前から降圧薬の服用を始めていた。血圧ノートをとっていたが，今回の入院で，抗凝固薬の記録が加わった。退院後の1カ月検診で，問題になるところはなく，順調に3カ月検診を待っている。

検診に来ている患者さんの多くが，杖をつくなど，後遺症に悩まされている姿を見て，あらためて「超早期に脳梗塞が見つかった幸せをかみしめている」という。

病気には，早め早めに対応する

「病院，お医者さんとの巡り合わせがよい人」と伊賀さんの奥さんは語るが，話を聞いていて，伊賀さんの患者力もしたたかなものだと思った。

伊賀さんは，サラリーマン時代，10年ほど単身赴任を経験しているが，そのおかげで器用に自炊をこなし，人一倍健康には気をつけるようになった。年相応にイエローカードをもらうようになったが，伊賀さん流に上手にそれを乗り越えてきた。

50歳過ぎで，飛蚊症の症状が出て気になった。加齢に伴う現象だと説明を受けたが，レーザー治療を受けることにした。60歳を超え，仕事が一段落したところで，白内障の手術に踏み切った。「高齢になって手術を受ける人が多いが，自分で行動できなくなってからだと厄介になる。受けるのであれば，若い方がよいと判断した」と伊賀さんは語る。

62歳で網膜剥離を早期発見することができた。視野欠損はなかなか気がつきにくいが，飛蚊症，白内障を経験，片目で視野を確認す

る習慣がついていた賜物だった。

毎年行う健康診断では，50歳代から前立腺がんのPSA検査をオプションで加えていた。PSA値は3〜4で推移をしていたが，65歳の時に7を少し超えてしまった。せっかく今まで検査をしてきたことだし，良い機会だからと勧められて，精密検査を受けたところ，ごく初期の段階でがんを見つけることができた。この時は，セカンド・オピニオンを取り，健康書やネットなどで納得するまで治療法を調べ，結局，小線源療法を選択したという。

患者力と書いたが，あらためて，早め早めに対応するという健康観が，超早期の脳梗塞確定診断に結びついたのだと教えられた。

伊賀さんは，私より10歳年上である。しかし，私の方が，伊賀さんを追い越して，早く老けてしまうのではと思ってしまうインタビューだった。

* * *

5月25〜31日は，脳卒中週間であった。それにあわせて，日本脳卒中協会は，2002年から毎年，予防や早期診断の重要性を呼びかける標語を募集している。今年は『脳卒中　予防で生き生き　健康長寿』が選ばれた。

伊賀さんの話で，2008年の標語『おかしいぞ　何か変だぞ，すぐ受診』を思い出した。

また，日本脳卒中協会では，脳卒中を疑ったらすぐに救急車を呼ぶことを推奨していることを付け加えておく。

岩石 隆光（いわいし たかみつ）

医療ジャーナリスト。JAMA（米国医師会雑誌）日本語版・毎日ライフ元編集長，公益社団法人日本脳卒中協会理事。杉並介護者応援団，子ども・若者応援団などで地域の居場所作りに参画。

書籍ラインナップ

高齢者における糖尿病治療薬の使い方
—新たなカテゴリー別目標値への適切な対応のために
編集：稲垣暢也（京都大学 糖尿病・内分泌・栄養内科教授）
定価（本体4,600円＋税）B5判・200頁 2017年

糖尿病の新たな治療戦略
—SGLT2阻害薬の適正使用を目指して
編集：柏木厚典
　　　（滋賀医科大学医学部附属病院前院長，草津総合病院理事長）
定価（本体2,700円＋税）A5判・94頁 2014年

高齢者の糖尿病と栄養
—合併する疾患ごとの栄養ケア
監修：雨海 照祥（武庫川女子大学生活環境学部食物栄養学科教授）
　　　葛谷 雅文（名古屋大学大学院地域在宅医療学・老年科学分野教授）
　　　中島 弘（大阪府立成人病センター特別研究員）
編集：福田 也寸子（武庫川女子大学食物栄養学科・食生活学科准教授）
定価（本体3,500円＋税）B5判・144頁 2014年

もう手放せない！
GLP-1受容体作動薬
—どのような症例に，どう使うべきか？
編集：弘世貴久（東邦大学 糖尿病・代謝・内分泌学分野教授）
定価（本体2,500円＋税）A5判・104頁 2013年

期待されるチアゾリジン薬 改訂版
編集：門脇 孝（東京大学 糖尿病・代謝内科教授）
定価（本体4,800円＋税）A5判・328頁 2013年

世界のリーダーたちに聞く
アディポサイエンスの潮流
監修：松澤佑次（財団法人 住友病院長）
編集：中尾一和（京都大学内分泌代謝内科教授）
　　　春日雅人（国立国際医療研究センター理事長）
　　　森 昌朋（群馬大学病態制御内科学教授）
定価（本体7,800円＋税）B5判・260頁 2012年

高血圧治療で極める脳卒中克服の医師力
脱・脳卒中の極意
編集：長谷部直幸（旭川医科大学内科学講座教授）
定価（本体3,800円＋税）A5判・144頁 2016年

心原性脳塞栓症と経口抗凝固薬
—新規抗凝固薬の選び方・使い方
編集：豊田一則（国立循環器病研究センター脳血管内科部長）
定価（本体3,200円＋税）A5判・160頁 2013年

機能性ディスペプシア
—日本人に適した診療を求めて
監修：荒川哲男（大阪市立大学大学院消化器内科学教授）
編集：富永和作（大阪市立大学大学院消化器内科学准教授）
定価（本体3,000円＋税）A5判・160頁 2014年

ストレスチェック対応
メンタルヘルス実践学
編著：芦原 睦（中部労災病院心療内科部長）
定価（本体3,000円＋税）A5判・104頁 2016年

輸液・静脈栄養の管理の実際とコツ
—カテーテル・ポート・輸液組成から感染対策まで—
著：井上善文（川崎病院外科統括部長）
定価（本体3,800円＋税）B5判・168頁 2012年

経腸栄養剤の選択とその根拠
編集：井上善文（大阪大学臨床医工学融合研究教育センター
　　　　　　　栄養デバイス未来医工学共同研究部門 特任教授）
定価（本体4,000円＋税）B5判・288頁 2015年

PEG用語解説
監修：鈴木博昭，曽和融生，比企能樹
編集：PEG・在宅医療研究会（HEQ）
編集委員：上野文昭，倉 敏郎，西口幸雄
定価（本体3,000円＋税）A5判・156頁 2013年

サルコペニア30のポイント
—高齢者への適切なアプローチをめざして
編集：関根里恵（東京大学医学部附属病院副病態栄養治療部長）
　　　小川純人（東京大学医学部附属病院老年病科准教授）
定価（本体3,200円＋税）A5判・172頁

認知症と機能性食品
—開発の最新動向とその可能性
編集：吉川敏一（京都府立医科大学前学長／
　　　　　　　ルイ・パストゥール医学研究センター理事長）
定価（本体4,600円＋税）B5判・176頁

認知症の薬物治療 ＜改訂版＞
—コウノメソッド処方テクニック
著：河野和彦（名古屋フォレストクリニック院長）
定価（本体3,500円＋税）A5判・168頁

ピック病の症状と治療
—コウノメソッドで理解する前頭側頭葉変性症
著：河野和彦（名古屋フォレストクリニック院長）
定価（本体6,000円＋税）B5判・253頁 2013年

レビー小体型認知症
—即効治療マニュアル 改訂版
著：河野和彦（名古屋フォレストクリニック院長）
定価（本体5,000円＋税）B5判・176頁 2014年

認知症 症例から学ぶ治療戦略
—BPSDへの対応を中心に
著：木村武実（国立病院機構 菊池病院 院長）
定価（本体3,500円＋税）B5判・136頁 2017年

アルツハイマー病治療薬
—服薬指導のためのQ＆A
監修：新井平伊（順天堂大学医学部精神医学教授）
編著：順天堂大学医学部附属越谷病院メンタルクリニック
　　　順天堂大学医学部附属越谷病院薬剤科
定価（本体3,000円＋税）A4変形判・100頁 2014年

ステロイド 改訂4版
服薬指導のためのQ＆A
著：宮本謙一（金沢大学名誉教授）
定価（本体2,200円＋税）A4変形判・104頁 2016年

フジメディカル出版 TEL.06-6351-0899 FAX.06-6242-4480 http://www.fuji-medical.jp/

ISBN978-4-86270-161-9

定価(本体**3,500**円+税)
B5判　136頁

- 初版「BPSD 症例から学ぶ治療戦略」発行から丸5年を経て，待望の改訂版が上梓。
- 認知症の介護を困難にする問題行動とされてきた「BPSD（認知症の行動・心理症状）」の本質を理解し，適切に対応するための工夫が，61の症例とともに紹介されています。
- BPSDには必ず背景となる要因があり，そこに寄り添ってこそ治療・対応が可能になります。
- 認知症医療・介護に携わるすべての方々にお届けしたい1冊です。

認知症 症例から学ぶ治療戦略
― BPSDへの対応を中心に

著：木村武実（国立病院機構 菊池病院 院長）

＜はじめにより抜粋＞
　本書の初版である「BPSD 症例から学ぶ治療戦略」を発刊して5年近くが経過しました。この間に，認知症の診断，治療，ケアに関するいろいろな知識の蓄積や施策の変更がありました。これらにより，初版の内容の一部に不具合が生じてきたため，改訂を行いました。また，書籍名も初版よりわかりやすいように，「認知症 症例から学ぶ治療戦略－BPSDへの対応を中心に－」に変更しました。新オレンジプランが目標としている，住み慣れたなじみの環境でその人らしく生活することのために，この書籍が少しでもお役に立てればと願うところです。
（木村武実）

内容目次

第Ⅰ章　認知症総論
1. 脳の構造と働き
2. わが国の認知症患者数
3. 認知症の症状
4. 治る認知症 ＜症例と解説 1～6＞
5. 認知症＝アルツハイマー型認知症？＜症例と解説 7～8＞

第Ⅱ章　BPSDの実態
1. BPSDの見極め ＜症例と解説 1～4＞
2. BPSDの頻度と症状
3. BPSDの原因＜症例と解説 5～26＞

第Ⅲ章　BPSDの治療
1. BPSDの生物学的原因の早期発見と対応
2. BPSDに対する心理社会的なアプローチ
3. BPSDの生物学的治療＜症例と解説 1～27＞
4. BPSD治療戦略のまとめ

第Ⅳ章　BPSDの治療連携

付録：もの忘れ外来問診票，「レビー小体型認知症」「前頭側頭葉変性症」診断のためのチェックリスト

●ご注文は，医学書取扱い書店，または直接弊社へお申し込みください。

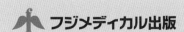
フジメディカル出版
〒530-0035 大阪市北区同心2-4-17 サンワビル
TEL. 06-6351-0899　FAX. 06-6242-4480　http://www.fuji-medical.jp/

フジメディカル出版の雑誌
領域ごとの最新の話題を手軽なボリュームでお届けします

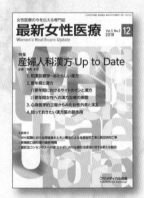

女性医学・医療の
最新トレンドを手軽に

最新女性医療
Women's Healthcare Update

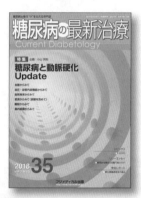

糖尿病の治療に特化した
最新の話題を手軽に

糖尿病の最新治療
Current Diabetology

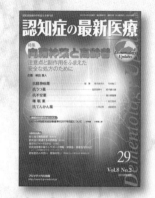

認知症医療に携わる全職種に
向けた簡明で実践的な内容

認知症の最新医療
Dementology Updates

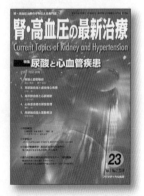

腎と高血圧・臓器連関の
最新トピックスを手軽に

腎・高血圧の最新治療
Current Topics of Kidney & Hypertension

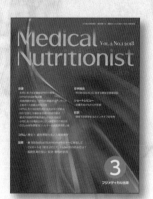

栄養管理指導者協議会(PEN Leaders)の機関誌
臨床栄養関連論文の投稿なら本誌へ

Medical Nutritionist of PEN Leaders

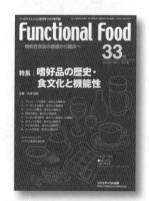

機能性食品の
臨床展開を後押し

Functional Food
―機能性食品の基礎から臨床へ―

- 各雑誌の最新号特集・バックナンバーの詳細は，弊社ホームページをご覧ください。
- 各雑誌は，Amazon，医学書取扱店でお求めください。
- お得な定期購読は直接弊社へお申し込みください。

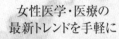

フジメディカル出版　〒530-0035 大阪市北区同心 2-4-17 サンワビル
TEL. 06-6351-0899　FAX. 06-6242-4480　http://www.fuji-medical.jp/

脳梗塞と心房細動

バックナンバー（FEATURE）

15号 （Vol.5 No.1, 2018）
FEATURE **心房細動包囲網「新しいデバイス」**

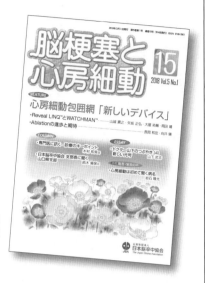

14号 （Vol.4 No.4, 2017）
FEATURE　ワルファリン療法のトピックス

13号 （Vol.4 No.3, 2017）
FEATURE　抗凝固療法中発症の脳卒中の特徴

12号 （Vol.4 No.2, 2017）
FEATURE　最近のトピックス：ESUS（塞栓源不明の脳塞栓症）

11号 （Vol.4 No.1, 2017）
FEATURE　心房細動の抗凝固療法：unsolved clinical questions

10号 （Vol.3 No.4, 2016）
FEATURE　抗血栓薬はどうする？－アテローム血栓症を合併した心房細動

9号 （Vol.3 No.3, 2016）
FEATURE　抗凝固療法中の救急対応

8号 （Vol.3 No.2, 2016）
FEATURE　地域でみる心房細動－専門医とかかりつけ医の連携

7号 （Vol.3 No.1, 2016）
FEATURE　心房細動に対する抗不整脈薬治療の最前線

6号 （Vol.2 No.4, 2015）
FEATURE　ここまで進んだ心房細動に対する非薬物療法

5号 （Vol.2 No.3, 2015）
FEATURE　新規経口抗凝固薬（NOAC）を使い分ける！

4号 （Vol.2 No.2, 2015）
FEATURE　どうする？新規経口抗凝固薬の服薬指導

3号 （Vol.2 No.1, 2015）
FEATURE　心房細動の診断

2号 （Vol.1 No.2, 2014）
FEATURE　心原性脳塞栓症の最新治療

創刊号 （Vol.1 No.1, 2014）
FEATURE　なぜ, 心原性脳塞栓症が重要なのか

脳梗塞と心房細動

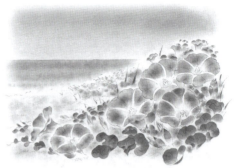

表紙イラスト：櫻井さなえ

次号予告
2018 Vol.5 No.3（9月号）

FEATURE
心房細動患者の透析と抗凝固療法

1. 透析担当医の立場から
横尾 隆（東京慈恵会医科大学 腎臓・高血圧内科 教授）

2. 脳卒中担当医の立場から
田中 亮太（順天堂大学医学部 脳神経内科 准教授）

COLUMN〈インタビューコラム〉
- 専門医に訊く―診療のキーポイント
- 日本脳卒中協会 支部長に聞く

連載：患者・家族の声
　　　岩石 隆光（医療ジャーナリスト）

＊上記内容は変更になる場合があります。

脳梗塞と心房細動
2018 Vol.5 No.2
2018年6月1日発行
定価（本体1,000円＋税）

監　修：峰松 一夫
発行所：公益社団法人 日本脳卒中協会
大阪市阿倍野区阿倍野筋1-3-15 共同ビル4F
〒545-0052
TEL 06-6629-7378 / FAX 06-6629-7377

発売元：有限会社 フジメディカル出版
大阪市北区同心2-4-17 サンワビル 〒530-0035
TEL 06-6351-0899 / FAX 06-6242-4480
＊この雑誌に関するお問い合わせ等は
　フジメディカル出版までお願いします。

メディカルライター：北澤 京子
撮　影：高嶋 一成，大野 博

● 本書の無断での引用転載，複製，翻訳等を禁じます。
ⓒ 本書掲載の著作物における著作権は（公社）日本脳卒中協会が保有し，フジメディカル出版が管理します。

JCOPY
〈㈳出版者著作権管理機構 委託出版物〉
本書の無断複製は著作権法上での例外を除き禁じられています。複製される場合は，そのつど事前に，㈳出版者著作権管理機構（電話 03-3513-6969，Fax 03-3513-6979，e-mail: info@jcopy.or.jp）の許諾を得てください。

定期購読のご案内
本誌のご購読には，送料無料の定期購読をお勧めします。
巻末とじ込みハガキをご利用いただくか，電話・FAX，弊社webサイトでお申し込みください。
◆定期購読料金 4,000円＋税　　定期購読は1年単位（No.1-4）のお取り扱いです。